Mazière

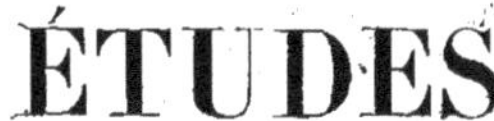

ÉTUDES

SUR LES

VERTÈBRES CÉPHALIQUES

ET

LEURS APPENDICES,

Par Félix MAZIÈRE,

Docteur-Médecin à l'Ile-Bouin (Vendée).

> La détermination est la base de la philosophie des sciences anatomiques, comme les faits sont la base de leur partie matérielle.
>
> SERRES (*Anatomie transcendante*).

NANTES,

Imprimerie L. Guéraud, passage Bouchaud.

1848.

ÉTUDES

SUR LES

VERTÈBRES CÉPHALIQUES

ET

LEURS APPENDICES.

NANTES, IMPRIMERIE L. GUÉRAUD, PASSAGE BOUCHAUD.

ÉTUDES

SUR LES

VERTÈBRES CÉPHALIQUES

ET

LEURS APPENDICES,

Par Félix MAZIÈRE,

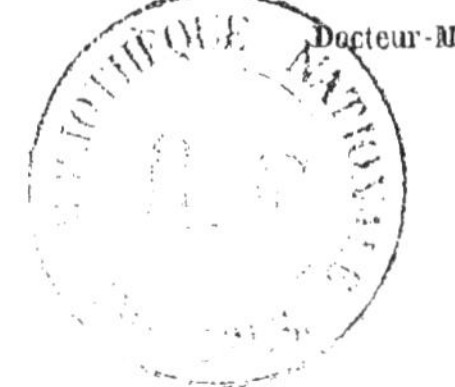

Docteur-Médecin à l'Ile-Bouin (Vendée).

> La détermination est la base de la philosophie des sciences anatomiques, comme les faits sont la base de leur partie matérielle.
>
> SERRES (*Anatomie transcendante*).

Médecin de campagne, affranchi des exigences sociales qui dévorent les heures les plus précieuses de la journée, j'ai consacré mes loisirs à la philosophie des sciences anatomiques, vers laquelle mes goûts et mes études m'entraînent irrésistiblement.

Ce que Vicq d'Azyr a réalisé pour les membres des animaux, Duméril et Oken pour les vertèbres, je l'ai tenté pour les appendices céphaliques.

Circonscription rigoureuse des anneaux crâniens ; analyse, synthèse, homologies des éléments générateurs de la maxille, de la mandibule, de l'hyoïde et de leur pédoncule; signification des plaques et des rayons branchiostèges, tels ont été les sujets de mes méditations pendant trois années consécutives.

Les naturalistes savent quelles hypothèses ingénieuses, quelles autorités imposantes se groupent autour de ces problèmes hérissés d'écueils et de difficultés. De semblables considérations ne doivent point arrêter. La science est l'amie de tous, et les faits parlent plus haut que les opinions. Pauvre et inconnu, sans crainte comme sans orgueil, j'ose franchir un moment le seuil de ma solitude et soumettre au jugement de mes maîtres le résumé de mes longues et pénibles observations.

Je pressens les objections : mais, qu'on ne l'oublie pas, ceci est moins une démonstration que l'énoncé d'un principe ; la formule sèche et brève des lois premières qui me semblent harmoniser les détails minutieux exposés confusément dans les auteurs.

Je me suis interdit, par respect et par raison, l'appréciation des théories émises jusqu'à ce jour : appréciation inutile, si mes idées sont un reflet de la pensée providentielle ; inutile encore, si elles ne sont que le développement d'une erreur spécieuse.

Loin des centres intellectuels et des grandes collections, privé de soutien, de conseils, souvent du moyen de contrôler mes souvenirs, on verra qu'il m'était impossible de donner à ce travail des proportions larges et fécondes. C'est l'obole du pauvre ; peut-être même est-ce moins qu'une obole !

Ile-Bouin, le 9 novembre 1848.

L'examen attentif et la comparaison du squelette des animaux à ganglions nerveux centralisés, ou des OSTÉOZOAIRES, rangent les nombreux éléments du système locomoteur passif dans trois catégories différentes :

1° La *vertèbre*, anneau générateur du grand axe céphalo-rachidien, enveloppe protectrice de l'appareil dominateur et régulateur.

2° L'*appendice*, rayonnement dont l'extrémité centrale est en connexion médiate ou immédiate avec la vertèbre et la périphérique libre ou réunie à son synonyme. *Appendices maxillaires, mandibulaires, hyoïdiens, thoraciques, abdominaux.*

3° Le *symplectique*, pièce latérale ou médiane, véritable commissure longitudinale ou transversale, chargée de relier entre eux les appendices. *Symplectiques sternaux, hyoïdiens, temporo-maxillaires.*

VERTÈBRES.

Considérée d'une manière philosophique, la vertèbre subit trois évolutions remarquables.

Simple noyau d'abord, comme les *vertèbres caudales*, elle apparaît bientôt surmontée de deux lames convergentes qui aident à circonscrire le canal où se loge un gros faisceau de transmission nerveuse. *Vertèbres rachidiennes.*

Portée à sa plus haute expression, l'aire s'agrandit encore, se proportionne au volume des masses ganglionnaires, les embrasse par de larges pièces complémentaires, et traduit jusqu'à certaines limites leur énergie fonctionnelle. *Vertèbres céphaliques.*

L'analogie des vertèbres rachidiennes et des vertèbres céphaliques est aujourd'hui une vérité acquise : néanmoins, les anatomistes sont loin d'admettre un nombre égal d'anneaux crâniens et de leur tracer les mêmes contours.

Le cône cérébral est une série de quatre vertèbres distinctes. La première, basilaire, *condylo-occipitale;* la seconde, *spheno-pariétale;* la troisième, *spheno-frontale;* la dernière, que j'appelle *ethmo-vomerale,* me semble d'une importance extrême en égard à sa métamorphose profonde, eu égard aux conséquences de sa définition rigoureuse.

Son corps (*mammifères*) ostéo-cartilagineux, aplati transversalement, donne attache au septum longitudinal du cerveau, et plonge dans la gouttière vomerienne.

Les segments latéraux, homologues des segments condyliens et des ailes sphénoïdales, soufflés, à sinus béants au courant aérien, criblés postérieurement par les ramilles olfactives, obturent l'ouverture antérieure de la troisième vertèbre.

Le segment complémentaire, le vomer, l'analogue des frontaux, des pariétaux, de l'occipital supérieur, inutile à la génèse de l'enveloppe cérébrale, s'abaisse, glisse fortement en arrière, se replie et cloisonne les fosses nasales.

Afin de me faire mieux comprendre, anéantissons par la pensée l'appendice antérieur, la *maxille :* aussitôt la voûte frontale s'exhausse, se rétrécit, les cellules se condensent, le corps se ramasse, le vomer s'élargit, sa face supérieure devient encéphalique, son angle antérieur se loge entre les deux frontaux; en un mot, la vertèbre finale reproduit scrupuleusement la disposition de la vertèbre basilaire. Le trou borgne des anatomistes devrait alors être regardé comme le rudiment du trou occipital; *l'os du groin du sanglier* et *l'internasal de l'unau* comme les analogues de l'*interpariétal.*

L'assimilation des anneaux qui terminent les pôles du sphéroïde cérébral et leur définition éclairent beaucoup, je crois, l'étude et la circonscription de l'appendice maxillaire, étude et circonscription que rendraient parfois difficile la fragmentation et les connexions mobiles du segment vomerien dans la série des ovipares.

APPENDICES.

Les appendices ou membres, selon l'expression éminemment philosophique de Galien, sont des appareils segmentés qui rayonnent de l'axe à la circonférence.

Deux postérieurs; je n'indiquerai point ici l'origine et la valeur des arceaux sterno-costaux ; deux postérieurs, dis-je, rachidiens, synergiques, spécialement consacrés à la locomotion, libres à leur extrémité périphérique, variables quant à l'existence, quant au point d'insertion, se montrent dans la série sous forme de mains, de colonnes, d'ailes, de rames, selon les actes que doit accomplir, selon les milieux qu'habite l'animal, mais toujours dominés par la loi fondamentale de leurs analogies.

Deux antérieurs, céphaliques, synergiques au plus haut degré, destinés à l'alimentation, invariables quant à l'existence et généralement quant à la position, se réunissent à leurs synonymes par l'extrémité périphérique, de manière à engendrer des courbes presque toujours mobiles et soumises à des influences puissantes, qui en altèrent les proportions, le mode, l'armature ; influences qui laissent néanmoins interpréter la loi mystérieuse de leurs analogies, loi soupçonnée depuis longtemps, et que les Allemands ont tenté de formuler.

Le premier, *maxille,* courbe supérieure, s'attache aux deux vertèbres antérieures.

Le second, qui lui est comparable, la *mandibule*, se suspend aux segments obturateurs de la grande échancrure sphéno-basilaire, avec lesquels il constitue un appareil complexe, dont je rechercherai la génèse, les limites, les divisions et les principales modifications.

Plus en arrière, nous trouvons encore une sorte d'appendice supplémentaire, *l'hyoïde*, qui chez les ovipares blanchifères prend un développement considérale. J'étudierai également sa génèse, ses divisions, ses analogies et ses principales métamorphoses.

MAXILLE.

Composée de six éléments distincts (*mammifères*), elle s'attache aux vertèbres sphéno-frontale, ethmo-vomerale, et forme avec celle du côté opposé un véritable tuyau conducteur du fluide aérien.

Trois basilaires.

Le *pré-maxilaire*, le *maxilaire,* le *méta-maxilaire* ou *palatin,* partie fondamentale de l'appendice, représentent une courbe assez irrégulière, appuyée sur la colonne ptérygoïdienne, *commissure longitudinale interne*, tandis que sa face cutanée se rallie par le *jugal* ou *par la commissure longitudinale externe*, lorsqu'elle existe à la racine de l'appareil temporo-mandibulaire.

Trois complémentaires.

L'antérieur, interne (*cornet inférieur*) double ou complète, même en arrière, le canal de la branche moyenne du trifacial.

Le postérieur, interne (*lacrymal*) qui lui succède, se place immédiatement au-dessus et en avant du point d'immergence du nerf sensitif dans l'appendice.

Le supérieur, externe (*nasal*), marginal, s'incline vers celui du côté op osé et ferme ainsi la voûte des fosses olfactives.

Dans la grande section des ovipares, ces six unités ostéologiques s'isolent, se mobilisent, parfois se décomposent, s'agrandissent, s'atrophient et disparaissent sans laisser aucun vestige; de sorte qu'après des oscillations et des combinaisons infinies, *la maxille se réduit en dernière analyse au palatin,* qui, privé de connexions vertébrales et devenu semblable à l'arceau mandibulaire, se suspend au même pédoncule (*sélaciens*).

Chez les poissons supérieurs, le palatin forme le pivôt antérieur du grand volet operculaire.

APPAREIL TEMPORO-MANDIBULAIRE.

L'appareil temporo-mandibulaire se sépare en deux régions distinctes par leur fonction, par leur signification et surtout par le nœud articulaire qui les unit.

L'une, *temporale*, crânienne, ferme l'échancrure sphéno-basilaire et traduit les grandes divisions naturelles des animaux vertébrés.

L'autre, terminale, *mandibulaire*, comparable à la maxille, s'attache aux segments de la région précédente.

RÉGION TEMPORALE.

Ses éléments générateurs (*mammifères*) sont le pétreux, le mastoïdien, le stylien, le tympanique, le squammeux que j'appelle *arthro-squammeux*, afin d'indiquer sa double valeur, et le jugal.

La mâchoire inférieure des rachidiens à mamelles se suspend à la facette articulaire d'un arthro-squammeux simple et indécomposable; celle des ovipares, au contraire, se suspend à l'extrémité d'une tige fixe ou mobile, indivisée ou fractionnée, que les anatomistes ont définie de plusieurs manières.

Beaucoup d'entre eux, oublieux du beau principe de la subordination des caractères, et la voyant parfois encadrer largement la membrane vibratile, l'ont regardée comme une transformation du véritable tympanique, dont la sphère physiologique se serait alors considérablement agrandie.

Quelle est son origine? Quelle est sa signification?

Si nous considérons que le tympan de certains oiseaux, gallinacés, rapaces nyctériens, et des grenouilles est indépendant du pédoncule, que, dans un grand nombre de reptiles et dans tous les poissons, il disparaît entièrement, nous comprendrons aussitôt que nous devons appuyer nos déterminations sur des raisons plus durables, plus élevées, plus philosophiques.

Si nous étudions ensuite, et si nous comparons les connexions de l'*arthro-squammeux* et celles du *carré d'Hérissant*, nous les verrons complètement et constamment semblables, c'est-à-dire *ptérygoïdiennes, jugales, mandibulaires.*

Ces caractères ne sont-ils pas d'un ordre supérieur? Ne dominent-ils pas les caractères insignifiants empruntés à l'existence éphémère, à l'insertion mobile de la membrane auditive?

Nous sommes donc forcément amenés à conclure, sans violenter les analogies et les rapports, que l'*arthro-squammeux,* synthèse chez les mammifères, se réduit chez les ovipares à ses deux unités primaires déjà physiologiquement indiquées chez ceux-là : l'une, *écailleuse,* complémentaire, cérébrale, garde sa place normale; l'autre, *articulaire,* extra-crânienne, s'allonge, se développe, entraîne le jugal et la courbe inférieure.

Jusqu'aux vertébrés à respiration branchiale, transitoire ou permanente, l'arthrodial porte son signe distinctif, la facette mandibulaire; mais, dès que nous abordons les amphibiens, celle-ci l'abandonne, passe à la pièce extrême de la région temporale, qui semble préparer ses éléments aux actes et aux métamorphoses les plus remarquables de l'organisation animale.

La mandibule des poissons osseux joue à l'extrémité d'un large battant composé d'une infinité de segments aplatis dont nous ne pouvons déterminer que progressivement la valeur. Ceux qui occupent ses trois angles articulaires nous sont déjà connus : l'étude des symplectiques et de l'appareil hyo-branchial nous révèlera la signification des autres parties.

Le premier, pivot antérieur, dernier élément basilaire de la maxille, se relie au second, suspenseur immédiat de la mandibule, par un os arciforme (*transverse de Cuv.*); le troisième, pivot postérieur, segment articulaire de l'arthro-squammeux, est le suspenseur de la mandibule chez tous les ovipares à respiration aérienne.

Dans les anguilloïdes, la simplification commence à se faire sentir; mais dans les séláciens elle est complète : la maxille, la mandibule et le rayon primaire de l'hyoïde se fasciculent à la base d'un pédoncule simple que je regarde comme le jugal.

La racine de l'appareil temporo-mandibulaire est donc soumise, aussi elle, *à la loi de réduction* qui régit la maxille et que nous verrons également régir la mandibule.

RÉGION MANDIBULAIRE.

Levier mobile, indivis aux extrémités de la série, multi-segmenté dans les groupes intermédiaires.

Quelle est la raison de cette ressemblance?

La mandibule simple des Raia, équivalent fonctionnel de la mandibule des Felis, serait-elle encore son équivalent ostéologique? Résulterait-elle de la pénétration ou de l'élimination des fragments qui la constituent chez le plus grand nombre des ovipares?

L'analyse seule peut dégager cette inconnue anatomique.

Les branches de la mâchoire inférieure des mammifères, à quelque âge qu'on les examine, sont indécomposables : celles des oiseaux se scindent, au contraire, *en six parties distinctes, comparables aux éléments générateurs de la maxille* et groupés, comme eux, autour d'un rameau nerveux ayant même origine, même fonction.

Afin de mieux saisir les analogies, rappelons-nous les nécessités puissantes auxquelles obéissent les deux courbes, les différences qu'elles impriment à la forme, aux proportions, à l'arrangement des pièces primitives, et plaçons la mandibule de telle sorte que son bord laryngien corresponde, sans autre changement, au bord dentaire de la maxille.

Je prendrai les termes de ma description parmi les grandes espèces du genre Anas, qui offrent à un haut degré les conditions propres à la démonstration.

Trois basilaires fondamentaux.

L'antérieur, *pré-mandibulaire* (*dentaire*) canaliculé, criblé par les ramilles sensitives, reçoit un prolongement cartilagineux remarquable.

Le second, *mandibulaire* (*angulaire*), occupe le bord inféro-postérieur et présente une apophyse falciforme très-développée, destinée à des insertions musculaires. L'étude des plaques et des rayons branchiostèges justifiera encore cette détermination.

Le dernier, *méta-mandibulaire* (*articulaire*), interne, le plus reculé de tous, placé comme le précédent au-dessous du nerf maxillaire inférieur, porte seul ou presque seul la facette articulaire. Il finit en avant par un filet cartilagineux long et grêle qui se perd insensiblement dans le tissu cellulaire.

Trois complémentaires.

Deux internes. L'antérieur (*operculaire*) correspond au cornet inférieur, dont il rappelle les connexions.

Le suivant (*complémentaire*), joint au précédent qu'il semble continuer, avoisine, ainsi que son homologue le lacrymal, le point d'immergence du nerf mandibulaire, et borde l'orifice du canal dentaire.

Un externe, marginal (*sur-angulaire*) représente le nasal et limite en dehors l'articulation temporo-mandibulaire.

A l'aide de ces termes de comparaison, il nous sera facile de mesurer les différences nombreuses que nous rencontrons parmi les autres ovipares.

Tantôt, le premier complémentaire atrophié forme une sorte d'apophyse coronoïde, et laisse à découvert les pointes des deux méta-mandibulaires qui s'unissent assez largement aux mandibulaires (*tortues*).

Tantôt il occupe sa place ordinaire, et le second constitue l'apophyse coronoïde (*lézards*).

Parfois les trois complémentaires disparaissent (*grenouilles*).

Parfois un seul persiste, infime, rudimentaire, enveloppant la base du filet cartilagineux signalé plus haut (*généralité des poissons osseux*).

Connaissant la génèse et les analogies de la mandibule, nous pouvons nous demander quelle est sa signification ostéologique dans les Raia.

Si nous considérons que les deux appendices sont formés de segments comparables sous le rapport du nombre, de la forme des connexions et des fonctions;

Que le premier se réduit en dernière analyse au méta-maxillaire;

Que la surface articulaire du second appartient constamment à l'homologue du palatin, au méta-mandibulaire, défini comme le troisième élément basilaire de la courbe inférieure;

Que chez les oiseaux, les reptiles et les poissons osseux, il se termine par un filet cartilagineux qui rampe au-dessous du nerf mandibulaire, et tend à rejoindre son synonyme sur la ligne médiane;

Que les courbes ramenées à leur expression la plus simple et la plus semblable se suspendent au même pédoncule;

Si nous examinons encore la disposition du nerf dentaire des poissons dermodontes devenu sous-cutané, au lieu de se renfermer dans un canal protecteur;

Nous conclurons que *les deux appendices obéissent à la même loi analytique,* et que le mandibule des chondroptérygiens n'est que le troisième élément basilaire, agrandi, transformé pour l'accomplissement des actes de la mastication.

APPAREIL TEMPORO-HYOIDIEN.

Comme le précédent appareil, il se divise en région *temporale* suffisamment étudiée et en région terminale, *hyoïdienne,* multiple, assimilable par un grand nombre de points à la maxille et à la mandibule.

RÉGION HYOIDIENNE.

Dans les ruminants, l'appendice atteint son plus haut degré de fractionnement. Sa courbe primaire complète, *céphalique,* formée de *trois segments basilaires,* le *pré-hyoïdien,* l'*hyoïdien* et le *méta-hyoïdien, sans aucun complémentaire,* réunis à ceux du côté opposé par une commissure transversale unique, se suspend à une petite pièce, le *stylien,* qui, distincte chez les jeunes animaux, se confond bientôt avec le pétreux, dont elle semble un prolongement apophysaire.

La courbe secondaire, incomplète, rudimentaire, procède du symplectique vers les anneaux laryngiens.

L'hyoïde des oiseaux éprouve des modifications profondes.

Les cornes antérieures, libres de connexions temporales, se portent en avant, convergent et constituent l'os lingual des anatomistes. Les postérieures s'allongent, se relèvent derrière la vertèbre occipitale, et se relient entre elles ainsi qu'aux pièces laryngiennes par un deuxième symplectique.

L'hyoïde des reptiles offre une diversité extrême. Il ne m'a pas été possible de l'étudier assez complètement pour en formuler les lois générales. Les sujets et les livres m'ont manqué.

Chez les amphibiens les connexions temporales reparaissent. L'hyoïde des Salamandres aquatiques par son union ligamenteuse avec le jugal, par le nombre de ses commissures et de ses rayonnements, conduit, d'une manière remarquable, à celui des poissons.

Quand on examine le squelette d'une tête de Bar (*labrax lupus*), on voit sur les parties infero-latérales une série d'arceaux brisés joints à leurs congénères, directement ou par des noyaux impairs et suspendus, les deux premiers, aussi les deux plus considérables au grand volet operculaire, les suivants à la base du crâne.

Leur bord supérieur, concave, hérissé de productions variées, dents, papilles, tubercules, etc., correspond à la cavité buccale. L'inférieur convexe se garnit de sous-appendices flottants, lamelles, rayons ou plaques destinés à l'accomplissement des fonctions respiratoires.

Mettons un instant de côté la mandibule. Sa signification dans la série nous est connue, nous analyserons bientôt sa signification dans la classe.

Renvoyons également à l'article des symplectiques les noyaux impairs qui sont évidemment la répétition du corps de l'hyoïde, les commissures de ses nombreux rayonnements.

Chacun des arcs hyo-branchiaux, le pharyngien excepté, se compose de quatre fragments consécutifs, *trois basilaires, un suspenseur,* et de *sous-appendices.*

Fragments. — Pour la courbe antérieure, ce sont le *pré-hyoïdien,* l'*hyoïdien,* le *méta-hyoïdien* et le *stylien* qui la suspend au pivot postérieur, à l'arthrodial. Le pré-hyoïdien est ici double. Je donnerai plus tard les raisons de cette anomalie apparente.

Pour les courbes subséquentes, ce sont le *pré-branchial,* le *branchial,* le *méta-branchial* sous lesquels passe le faisceau vasculo-nerveux, plus, les *pharyngiens supérieurs* qui suspendent et agglomèrent à la base du crâne les arceaux spécialement respiratoires.

Sous-Appendices. — Les uns, peu nombreux, simples, osseux, styliformes, augmentent progressivement de force, de longueur et soutiennent un large repli cutané, complément des opercules. Les autres, très-nombreux, cartilagineux, flexibles, agrandissent à l'extrême la surface de la muqueuse absorbante.

Si nous considérons avec une attention profonde la position, les muscles, les nerfs, les vaisseaux, les modifications des *lamelles branchiales* et des *rayons branchiostèges;* les relations intimes de ces organes, si différents en apparence, se manifesteront immédiatement. Inutile de nous y arrêter davantage.

Comparons maintenant la mandibule aux courbes que nous venons d'analyser, surtout à la courbe primaire de l'hyoïde. Cette étude va révéler des analogies nouvelles et donner la valeur des plaques situées à l'arrière du pédoncule.

FRAGMENTS. — Le *pré-mandibulaire* et le *méta-mandibulaire* sont les représentants, la transformation du *pré* et du *méta-hyoïdien*. Le *mandibulaire* atrophié par les proportions considérables et nécessaires de ses cogénères, entraîné par la position reculée d'énormes sous-appendices à l'extrémité de la courbe, est loin d'avoir les fortes proportions de l'*hyoïdien* ou du *branchial*.

Quant au suspenseur, nous le trouvons dans le *jugal*, élément dernier du pédoncule, détermination que la recherche des symplectiques rendra plus évidente encore.

SOUS-APPENDICES. — Ce sont les *plaques branchiostèges, opercules des auteurs,* homologues véritables des rayons de même nom, et je prouve.

Tous les rayons s'articulent à l'*hyoïdien;* un seul, le dernier, au *méta-hyoïdien.*

Toutes les plaques, disposées en série, tiennent au *mandibulaire* par un énorme ligament. Une seule, la dernière, le *pré-opercule*, s'attache au *méta-mandibulaire*.

L'insertion et la forme des rayons amène leur imbrication. Fortement courbés et dirigés en haut et en arrière, leur bord postérieur devient peu à peu supérieur, puis antérieur; et le plus reculé est aussi le plus élevé, le plus volumineux, le plus externe.

Les plaques branchiostèges s'arrangent de telle sorte que la quatrième, le pré-opercule, la plus considérable, recouvre la précédente comme l'opercule recouvre les deux autres.

Les articulations des rayons sont *intrinsèques* ou *hyoïdiennes*.

Hyoïdiennes, représentées par les ligaments qui relient les deux plaques extrêmes à la mandibule, le *sub-opercule* et le *pré-opercule.*

Intrinsèques, représentées par les trousseaux fibreux qui réunissent les plaques entre elles.

Nous pouvons même distinguer parmi les rayons les homologues directs des plaques branchiostèges : ainsi qu'elles au nombre de *quatre*, ils l'emportent de beaucoup en proportion sur leurs cogénères.

Le muscle, que M. Duvernoy compare au digastrique des oiseaux, me semble l'analogue du releveur des rayons.

Autre preuve : substituons la courbe primaire de l'hyoïde à la courbe mandibulaire; les connexions nouvelles du dernier rayon branchiostège ne reproduisent-elles pas scrupuleusement les connexions de la dernière plaque branchiostège avec les éléments pédonculaires?

J'en ai dit assez, je crois, pour démontrer que la *mandibule* et les *arceaux hio-branchiaux*, les *lamelles branchiales*, les *rayons* et les *plaques branchiostèges* ne sont que les modifications, les traductions successives d'une même loi, l'application d'un grand principe, l'unité dans la variété.

La génèse et la signification de la maxille, de la mandibule et des rayons hyoïdiens étant connues, nous pouvons nous demander maintenant quelle est dans la série des vertébrés la valeur des arceaux branchifères.

Si nous considérons que des connexions très-intimes existent généralement entre le larynx et l'hyoïde des rachidiens pulmonaires;

Que les commissures et les rayonnements de l'hyoïde sont généralement encore au nombre de trois chez les amphibiens;

Que le second symplectique des oiseaux comme le dernier des poissons se termine par une apophyse glissant au-devant des segments laryngiens ou sous les pré-branchiaux de la quatrième courbe;

Que l'œsophage s'insère sur l'un des anneaux laryngiens;

Nous conclurons que les deux premières courbes branchiales sont la répétition des branches hyoïdiennes, et que les autres, y compris les pharyngiens inférieurs, sont une transformation du tyroïde, du cricoïde, des arythénoïdes, agrandis, fractionnés; assimilés à la respiration branchiale et à la mastication.

SYMPLECTIQUES.

Pièces osseuses, distinctes, chargées de réunir les arceaux synonymes, *commissures transverses;* ou de relier entre elles les courbes qui se succèdent, *commissures longitudinales*.

Les mammifères n'ont pas d'autres commissures transverses que le corps simple de l'hyoïde. Les commissures antéro-postérieures sont indiquées plus que réalisées par les piliers ptérygoïdiens si volumineux dans les pachydermes, dans les ruminants et par un segment particulier qui accompagne quelquefois le jugal. Celui-ci remplit les fonctions de commissure longitudinale.

Les commissures transverses des ovipares sont ordinairement en raison des rayonnements hyoïdiens : deux pour les oiseaux, trois pour les amphibiens, quatre pour les poissons. La dernière, terminée en pointe, glisse au-devant du larynx ou des courbes que nous avons dit résulter de leur métamorphose.

Les commissures antéro-postérieures sont au nombre de deux, la première externe, la seconde interne.

L'externe que j'ai rencontrée dans tous les oiseaux assez jeunes qu'il m'a été donné d'examiner, est placée au-dessus de l'articulation jugo-maxillaire, qu'elle semble destinée à renforcer.

Dans les tortues, elle est séparée du jugal, qui borde la cavité tympanique, par une subdivision du frontal.

Chez les poissons osseux, elle forme un petit arceau, (*transverse de Cuvier*), qui relie le segment extrême de la région temporale, suspenseur de la courbe mandibulaire, non plus au maxillaire devenu mobile, mais au méta-maxillaire son cogénère.

L'interne posée comme un arc-boutant simple entre le palatin et l'arthrodial chez les oiseaux; bifurquée chez les sauriens, les ophidiens où elle se divise en deux éléments, *le ptérygoïdien et le transverse*, harmonise d'une manière remarquable les mouvements du maxillaire, du palatin et du pédoncule.

Chez les poissons supérieurs, le transverse (*ptérygoïdien de Cuv.*), dont le développement est en raison inverse de la commissure longitudinale externe, se dirige non plus du maxillaire devenu flottant, mais du palatin son cogénère vers le ptérygoïdien (*tympanal de Cuv.*). Ce dernier, considérable, conserve ses connexions arthrodiales, et contribue à l'élongation de la tige mandibulaire. Parfois (*lépisostées*) il prend, comme chez les oiseaux, son point d'appui sur le sphénoïde.

L'analyse des appendices céphaliques dans le Bar, nous a montré qu'ils forment deux systèmes, l'un attaché au grand volet operculaire, l'autre à la base du crâne.

Les extrémités des courbes du premier ordre, *maxille, mandibule, hyoïde*, se relient entre elles au moyen de pièces distinctes; le palatin au segment suspenseur de la mandibule, *le jugal*, par la commissure longitudinale externe; le segment suspenseur de la mandibule, au segment suspenseur de l'hyoïde, *le stylien*, par une commissure de même valeur (*symplectique de Cuv.*).

La maxille, appuyée sur les vertèbres céphaliques antérieures, n'a point de segment suspenseur, à moins qu'on n'appelle ainsi mon transverse, ptérygoïdien de Cuvier.

Les pharyngiens supérieurs, suspenseurs des courbes du second ordre, se réunissent simplement par des ligaments, des articulations ou par une sorte de fusion osseuse.

Nous avons pu voir aussi que l'hyoïde est une courbe de transition entre la mandibule et les arceaux suivants. Ceci nous donne la raison de ses deux pré-hyoïdiens et de leurs pièces commissurales.

L'inférieur, uni par un ligament puissant, dont le barbillon mandibulaire des Gades me semble l'homologue rudimentaire, à la commissure antérieure, devenue grande lame inter-musculaire, caractérise l'hyoïde comme rayonnement indépendant de l'appareil branchial.

Le supérieur, véritable pré-branchial que traverse le canal vasculo-nerveux, s'appuie sur la seconde commissure, *l'uro-hyal de Duvernoy*, et caractérise l'hyoïde, rayonnement primaire de l'appareil respiratoire auquel il se rattache.

J'ai déterminé, je crois, sans en omettre un seul, les éléments si nombreux et si variés qui composent le grand volet operculaire des poissons. Je vais les rappeler succinctement.

Le palatin, dernier élément basilaire de la *maxille*, forme le pivot antérieur et se relie au *jugal*, dernier élément radical et suspenseur de la *mandibule* par la commissure longitudinale externe.

Le suspenseur de la mandibule se relie au *stylien*, suspenseur de la courbe hyo-primaire, par le *symplectique*, tandis que *l'arthrodial*, pivot postérieur, se relie à la *maxille* par les deux *ptérygoïdiens*. En arrière et comme encadrement se trouvent les quatre sous-appendices mandibulaires, *les plaques braachiostèges*, homologues des rayons de même nom.

RÉSUMÉ.

Le cône céphalique est la série des quatre vertèbres *basilo-occipitale*, *sphéno-pariétale*, *sphéno-frontale*, *ethmo-vomérale*, auxquelles sont annexés des *appendices* ou membres ayant une région *basilaire*, crânienne, pédonculaire, et une région terminale constituant des courbes homologues, *maxille*, *mandibule*, *hyoïde*, reliées par des commissures longitudinales ou transversales que j'appelle *symplectiques*.

La première composée (*mammifères*) des fragments *pétreux*, *mastoïdien*, *tympanique*, *stylien*, *arthro-squammeux* et *jugal*, se réduit en dernière analyse à un seul, *le jugal* suspenseur commun des trois courbes (*sélaciens*).

La seconde, *maxille*, *mandibule*, *hyoïde*.

Les éléments générateurs de la maxille, au nombre de six (*mammifères*), *trois basilaires*, *trois complémentaires* se réduisent en dernière analyse à un seul, *le palatin*, qui se suspend avec la *mandibule* et la courbe *hyo-primaire* au même segment pédonculaire au *jugal* (*sélaciens*).

La mandibule, réunion de six pièces (*oiseaux*, *etc.*), trois *basilaires*, *trois complémentaires*, auxquelles s'ajoutent, chez les poissons, quatre sous-appendices ou *plaques branchiostèges*, les homologues des rayons de même nom et des lamelles branchiales, se réduit en dernière analyse à un seul, *le méta-mandibulaire* (*chondroptérygiens*).

Suspendue, sans exception aucune, aux divers segments de la région précédente; à *l'arthro-squammeux indivis chez les mammifères;* à l'élément *arthrodial* de l'arthro-squammeux, *chez les ovipares à respiration aérienne; au jugal, chez les ovipares à respiration branchiale transitoire ou permanente*, elle précise les grandes sections naturelles des rachidiens.

L'hyoïde, composé de *trois basilaires*, *sans complémentaires* (*ruminants*), auxquels s'ajoutent chez les poissons des sous-appendices, *rayons branchiostèges* ou *lames branchiales*, m'a semblé, quant à sa courbe primaire, soumis à loi qui gouverne la maxille, la mandibule et se réduire au *méta-branchial* (*sturoniens*). Les courbes secondaires échappent évidemment à cette loi.

L'insertion des rayonnements antérieurs est très-mobile. Suspendus au *stylien* chez les mammifères, libres de toute connexion temporale chez les ovipares à respiration aérienne, ils s'attachent de nouveau soit au *stylien* (*poissons osseux*), soit à son analogue, le *jugal* (*sélaciens*), chez les ovipares à respiration branchiale, transitoire ou permanente.

L'union des courbes entre elles, ainsi qu'avec leur partie basilaire, s'accomplit au moyen de commissures médianes et latérales.

Les commissures médianes, transverses, appartiennent spécialement à l'hyoïde, ainsi qu'aux rayonnements, répétition de la courbe primaire. On doit néanmoins regarder comme des segments de même valeur les noyaux impairs qui séparent ou supportent les divers éléments de la maxille chez les Cyprins.

Les commissures latérales ou antéro-postérieures sont au nombre de deux :

La première, simple chez les ovipares à respiration aérienne, unit le segment extrême du pédoncule au segment maxillaire de l'appendice antérieur. Double chez les poissons osseux, elle unit le sommet des courbes maxillaire, mandibulaire et hyo-primaire. Ce sont le *transverse* et le *symplectique* de Cuvier.

La seconde unique chez les oiseaux (*ptérygoïdien*), ou double, marche du pédoncule vers le palatin seulement (*poissons*) ou en se bifurquant vers le maxillaire et le palatin à la fois (*sauriens; ophidiens*). Ce sont le *ptérygoïdien* et le *transverse*, résultat de la mobilisation des apophyses ptérygoïdes.

Telles sont les lois simples auxquelles m'ont conduit un labeur opiniâtre et de longues méditations.

Ici, devrait se terminer la tâche que je me suis imposée; mais je la croirais incomplète, si je ne soulevais en ce moment une question inévitable et pleine de périls. Les Allemands l'ont attaquée avec audace et, disons-le, avec malheur.

Je vais la formuler, sinon la résoudre.

Je circonscrirai l'étude du problème dans la classe seule des poissons où les appareils crâniens atteignent, comme nous l'avons vu, un degré extrême de complication, de simplicité et de valeur philosophique.

Le cône céphalique est une série de vertèbres auxquelles sont annexés plusieurs appendices fragmentés.

Les uns, au nombre de deux, destinés à la mastication, ont une région *basilaire*, une région *terminale* et une région composée des *plaques branchiostèges*, régions toutes très-distinctes pour l'*A. temporo-mandibulaire*.

Les autres, que j'appellerais volontiers côtes internes, *rayonnements hyoïdiens*, sont consacrés à la respiration.

Le cône rachidien est également une série de vertèbres auxquelles sont annexés plusieurs appendices fragmentés.

Les uns, au nombre de deux, destinés à la locomotion, ont une région *radicale*, une région *terminale* et une région *digitaire*, régions toutes très-distinctes pour la courbe *céphalo-humérale*.

Les autres arciformes, *les côtes*, bordent en-dehors chez les *squales* les lamelles branchiales.

Eh bien! l'analogie qui existe entre les vertèbres des cônes opposés, existe-t-elle entre leurs appendices?

Les anatomistes l'ont pressentie, l'ont même indiquée, mais sans pouvoir la démontrer, la somme des inconnues étant trop considérable.

Quelle est d'abord, dans la série, la signification des éléments générateurs de la courbe céphalo-humérale?

Lorsque nous analysons celle du Bar prise comme mesure, comme terme de comparaison, nous trouvons qu'elle se divise en région *radicale* et en région *terminale*.

La région *radicale*, commune aux deux appendices, se compose du *scapulum* attaché à la base du cône céphalique et du *coracoïdien*, suspenseur direct des segments huméraux et médiat des segments fémoraux.

Cette région peut disparaître complètement.

La région *humérale* se compose de *trois pièces basilaires*, fondamentales, et de pièces *sous-appendiculaires*, nombreuses.

Le *méta-basilaire*, supérieur, très-développé, réuni à son synonyme, offre une large surface aux puissances musculaires et un appui solide aux plaques branchiostèges, ainsi qu'aux mouvements des nageoires. C'est l'*humérus*.

Le second, *basilaire*, moyen, sur lequel pivote le rayon du pollex, porte la majeure partie des métacarpiens. C'est le *radius*.

L'inférieur, *pré-basilaire*, évidé, prolongé en pointe, est le *cubitus*.

Quant aux pièces *sous-appendiculaires*, elles sont la transformation, la métamorphose profonde de la région *digitaire* appropriée, dans la classe, aux actes spéciaux de la locomotion.

Les trois pièces basilaires se réduisent en dernière analyse à une seule, l'*humérus*, qui porte alors tous les rayons de la nageoire (*squalus*).

Les éléments générateurs de la courbe *céphalo-fémorale*, ou rudimentaires, ou dissociés, sont moins faciles à déterminer.

Ceux de la région *radicale* nous sont connus.

Ceux de la région *terminale* sont encore au nombre de *trois*.

Le supérieur, *méta-basilaire*, se suspend par son analogue, l'*humérus*, au dernier segment de la région précédente, au *coracoïdien*.

Le *basilaire*, moyen, analogue du *radius*, styliforme, perdu au sein des masses musculaires, est complètement isolé du *pré-basilaire*, l'analogue du *cubitus*. Ce dernier, devenu considérable, se réunit à son synonyme, s'enfonce comme un coin dans l'angle huméral auquel il s'articule, et porte tous les rayons de la nageoire postérieure.

Les *métacarpiens* n'existent plus.

Le *pré-basilaire* est le véritable représentant du *cubitus*, auquel on peut le substituer dans le membre antérieur, sans rompre aucune des connexions, auquel il ressemble si exactement chez les *pleuronectes*.

Quant à la loi de simplification qui gouverne cet appendice, elle est, si je ne me trompe, l'inverse de celle que j'ai formulée pour son homologue : les segments basilaires se réduisent encore à un seul, mais au *pré-basilaire*, et non plus au *méta-basilaire*.

En résumé : la région *radicale*, commune, bi-segmentée, représente les deux éléments principaux de l'épaule et du bassin, le *scapulum* et le *coracoïdien*, l'*iléon* et l'*ischion*. La région *terminale*, double, représente les diverses sections des membres *thoraciques* et *abdominaux*.

Telle est, dans la série des vertébrés, la signification des appendices locomoteurs chez les poissons.

Quelle est maintenant leur signification dans la classe?

Si nous comparons les divisions de l'appareil *temporo-mandibulaire* et *céphalo-humérale*, le nombre, l'arrangement de leurs fragments générateurs, la loi de leur réduction, la disposition de leurs pièces sous-appendiculaires, la distribution de leurs branches nerveuses, si nous prenons scrupuleusement en considération les influences auxquelles ils doivent nécessairement obéir, l'origine multiple de leurs homologies, nous trouverons entre eux des rapports fort nombreux et fort remarquables.

Ajoutons aussi que la courbe fémorale, sans région radicale, se suspend comme la maxille, également sans région radicale, à celle de son homologue direct.

Dans les Cypriens existe, au nombre antérieur, un segment osseux, dont la signification est encore incertaine à mes yeux. Ne serait-il point l'analogue du seul complémentaire que nous remarquons, en général, à la mandibule des poissons?

Ce travail est, je le sais, fort incomplet. Je le livre néanmoins : à quoi bon tarder davantage ?

L'isolement qui m'environne, les difficultés du problème, la pénurie des sujets anatomiques, la nécessité d'attendre que le temps ou le hasard m'apportassent les individus convenables, l'impossibilité de vérifier mes souvenirs ou de les raviver, tels ont été les obstacles qu'il m'a fallu vaincre et souffrir.

Et ces obstacles que l'homme studieux, placé dans des circonstances pareilles, peut seul rigoureusement mesurer, ne seront-ils pas toujours les mêmes ?

Si mes recherches renferment un germe fécond, une idée heureuse, je les abandonne : qu'un autre mieux placé et surtout plus capable s'en empare, les développe, en devienne le maître, le véritable possesseur !

Je crois prévoir la majeure partie des objections qui me seront adressées. Je m'arrête à celle-ci :

On m'opposera, sans doute, les belles études embryogéniques du professeur Serres et celles de Geoffroy Saint-Hilaire sur le maxillaire du crocodile ?

Je répondrai : Chaque vertèbre, chaque appendice est un nombre, une collection d'individualités, d'unités organiques qui peuvent subir trois modifications remarquables.

1° Elles atteignent leur développement, elles acquièrent leur valeur philosophique par la réunion, par l'extension de points générateurs : ainsi les noyaux d'ossification de l'occipital supérieur, du maxillaire, etc.

2° Définitivement constituées, elles disparaissent, s'effacent ou se pénètrent les unes et les autres : telles sont les unités de la vertèbre occipitale chez l'adulte.

3° Les points générateurs, les éléments embryogéniques persistent pendant toute la vie de l'individu. Le maxillaire du crocodile et des lépisostées en est un exemple : exemple rare, il est vrai, et n'offrant qu'une médiocre importance au point de vue de la détermination anatomique.

Afin d'éviter l'écueil et afin de rendre la méthode simple et facile, j'ai pris une mesure invariable autant que possible, le vertébré, au moment où la vie embryonnaire s'achève. Les unités organiques nettement définies permettent alors de se livrer d'une manière sûre, précise, rapide à l'étude analytique et génétique, à la comparaison des appareils.

La nécessité d'une mesure invariable est évidemment sensible chez les mammifères et les oiseaux : elle l'est beaucoup moins chez les autres vertébrés.

Nantes, Impr. L. Guéraud.

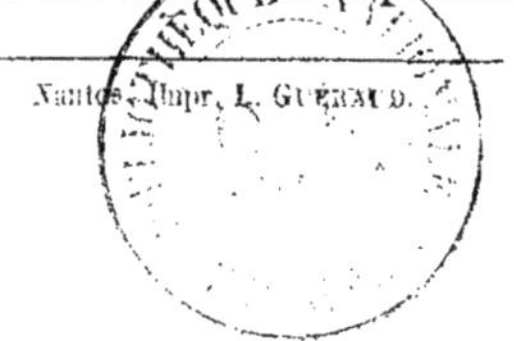

www.ingramcontent.com/pod-product-compliance
Ingram Content Group UK Ltd.
Pitfield, Milton Keynes, MK11 3LW, UK
UKHW021036200726
13857UKWH00004B/1758

9 782011 755797